I0462534

www.ingramcontent.com/pod-product-compliance
Lightning Source LLC
Chambersburg PA
CBHW072157170526
45158CB00004BA/1686
* 9 7 8 1 0 7 7 4 1 4 8 1 5 *